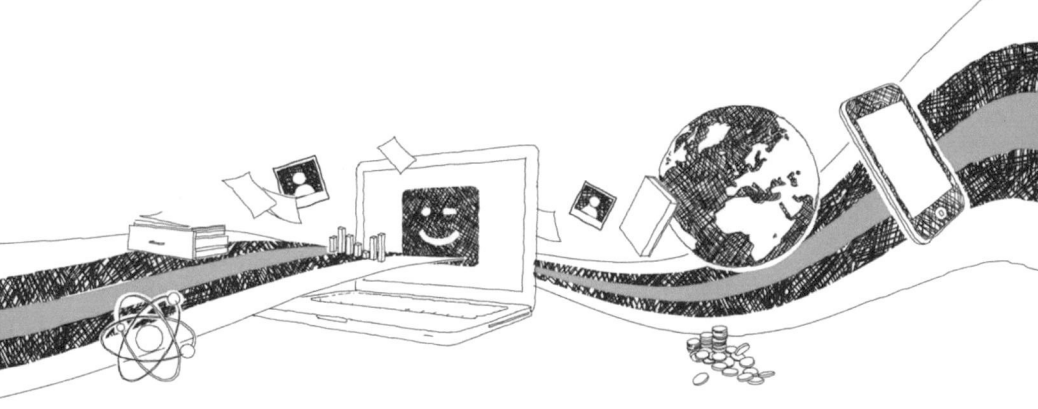
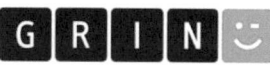

Jan Schultheiß

Ernährung und Krebs

GRIN Verlag

Bibliografische Information der Deutschen Nationalbibliothek:

Die Deutsche Bibliothek verzeichnet diese Publikation in der Deutschen National-
bibliografie; detaillierte bibliografische Daten sind im Internet über http://dnb.d-
nb.de/ abrufbar.

Impressum:

Copyright © 2008 GRIN Verlag GmbH
Druck und Bindung: Books on Demand GmbH, Norderstedt Germany
ISBN: 978-3-640-22285-8

GRIN - Your knowledge has value

Der GRIN Verlag publiziert seit 1998 wissenschaftliche Arbeiten von Studenten, Hochschullehrern und anderen Akademikern als eBook und gedrucktes Buch. Die Verlagswebsite www.grin.com ist die ideale Plattform zur Veröffentlichung von Hausarbeiten, Abschlussarbeiten, wissenschaftlichen Aufsätzen, Dissertationen und Fachbüchern.

Besuchen Sie uns im Internet:

http://www.grin.com/

http://www.facebook.com/grincom

http://www.twitter.com/grin_com

Medizinische Universitätsklinik Tübingen

Abteilung Sportmedizin

Seminar: Ernährungslehre für Sportstudierende

30. Januar 2008

Jan Schultheiß

Ernährung und Krebs

Inhalt:

1

I. Abstract

Bei Krebserkrankungen entstehen – aufgrund genetischer Veränderungen – aus gesunden Zellen bösartige Zellen. Diese genetischen Veränderungen kommen zustande durch mutagen wirkende Substanzen und Zellgifte, die die DNA der Zelle schädigen. Dabei spielt die Ernährung eine bedeutende Rolle, wobei es sowohl Risiko- als auch Schutzfaktoren gibt, die teilweise je nach Krebsart variieren. Vor dem Hintergrund der Entstehungsphasen der Zellwucherung wird das Ernährungsverhalten vor, während und nach einer Krebserkrankung näher beleuchtet.

II. Einleitung

Anhand von epidemiologischen Migrationsstudien lässt sich eindrucksvoll der Zusammenhang zwischen der Krebserkrankungsrate und den unterschiedlichen Ernährungsgewohnheiten der jeweiligen Populationen verdeutlichen. Ein Beispiel dafür ist, dass ein für Japaner übliches niedriges Kolonkarzinomrisiko bei einer Emigration in die USA auf die dort übliche Prävalenzrate steigt. Im Gegensatz dazu sinkt die bei Japanern hohe Inzidenz des Magenkarzinoms ab. Das heißt: Ernährung und Umweltfaktoren spielen bei Krebserkrankungen eine wichtige Rolle. Nach Schätzungen sind (je nach Krebstyp) 10-70% der Erkrankungsfälle durch die Ernährung beeinflusst. Somit kann durch richtige Ernährung und einen gesunden Lebensstil das Risiko einer Erkrankung gesenkt werden (*Biesalski et al*).

2.1 Was ist Krebs?

Man unterscheidet in gutartige und bösartige Tumoren. Unter einem Tumor versteht man im weiteren Sinne eine Schwellung, im engeren Sinne eine abnorme Gewebemasse, die auf eine autonome, progressive und überschießende Proliferation körpereigener Zellen zurückgeht, sich weder strukturell noch funktionell in das Normalgewebe eingliedert und auch dann noch weiter wächst, wenn der auslösende Reiz nicht mehr wirksam ist.

Bösartige Tumoren werden als „Krebs" oder „Karzinom" bezeichnet. Sie wachsen aggressiv in die unmittelbare Umgebung ein (**Infiltration**), zerstören die Ordnung der Zellen im Gewebe (**Destruktion**), wachsen in Blut- oder Lymphbahnen ein (**Invasion**) und bilden auf diesem Weg Tochtergeschwülste (Metastasen) aus (*Riede et al*).

2.2 Wie entsteht Krebs?

Krebs ist eine Erkrankung des alten Menschen und spielt eine zunehmend große Rolle, da Menschen durch die bessere medizinische Versorgung ein immer höheres Alter erreichen.

Ausgehend von gesunden Zellen entstehen unter Einfluss verschiedener Faktoren (z.B. Radikale) über Jahre und Jahrzehnte durch genetische Veränderungen zunächst noch gutartige „Dysplasien", dann schließlich bösartige Krebszellen (z.B. „Adenom-Karzinom-Sequenz" des colorektalen Karzinoms).

Die Entstehung von Malignomen, die so genannte Karzinogenese, lässt sich in
4 Phasen einteilen:
Bei der **Initiation** wirkt eine karzinogene Substanz mutagen, d.h. sie löst erste genetische Fehlregulationen aus. Während der **Promotion** wird die betroffene Zelle in eine Tumorzelle mit autonomem Zellteilungsrhythmus umgewandelt. In der Phase der **Progression** ist das zunehmend autonome und schließlich auch invasive Zellwachstum mit einer zunehmenden Maskierung verbunden: Die Tumorzellen versuchen, körpereigene Abwehrmechanismen zu unterlaufen (immune escape phenomenon). Zur **Metastasierung** sind weitere Änderungen der Zelleigenschaften erforderlich (*Riede et al*).
Die verschiedenen Genveränderungen, die in einer Krebszelle ablaufen, werden in der folgenden Abbildung schematisch dargestellt (*DKFZ vgl. www.dkfz.de*).

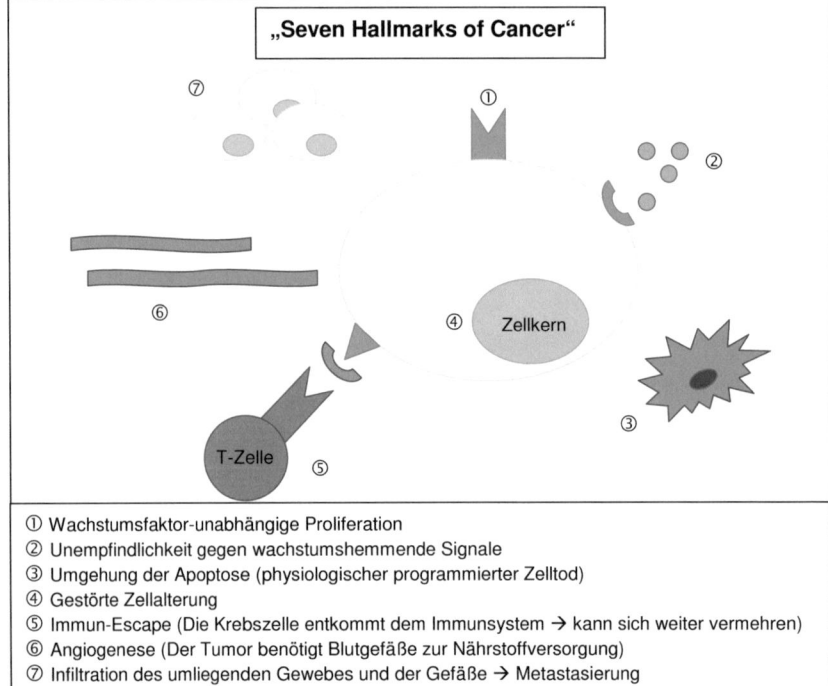

„Seven Hallmarks of Cancer"

① Wachstumsfaktor-unabhängige Proliferation
② Unempfindlichkeit gegen wachstumshemmende Signale
③ Umgehung der Apoptose (physiologischer programmierter Zelltod)
④ Gestörte Zellalterung
⑤ Immun-Escape (Die Krebszelle entkommt dem Immunsystem → kann sich weiter vermehren)
⑥ Angiogenese (Der Tumor benötigt Blutgefäße zur Nährstoffversorgung)
⑦ Infiltration des umliegenden Gewebes und der Gefäße → Metastasierung

III. Epidemiologische Forschung

Welchen Einfluss Ernährung und bestimmte Ernährungsbestandteile auf das Krebsrisiko haben, wird mithilfe von Befragungen im Rahmen der so genannten epidemiologischen Forschung analysiert. Die Angaben, die aus einer Befragung einer möglichst großen Gruppe an Menschen gewonnen wurden, werden mit der Krebshäufigkeit der Befragten in Beziehung gesetzt.

Am häufigsten werden „prospektive" Studien durchgeführt, d.h. es werden Lebensstil und Essgewohnheiten der Person zu Beginn der Untersuchung erfasst und im weiteren Verlauf der Studie regelmäßig überprüft. Diese Studien laufen somit über Jahre bis Ergebnisse vorliegen.

Europäische Forscher zeigten unter anderem, dass es in Europa bedeutende Unterschiede hinsichtlich des Obst- und Gemüseverzehrs, oder der Ballaststoffaufnahme und der Krebsrate gibt (*IARC vgl. www.iarc.fr/epic und DIFE vgl. www.dife.de*).

3.1 Krebsstatistiken in Deutschland

Die Gesellschaft der epidemiologischen Krebsregister in Deutschland e.V. (GEKID) veröffentlicht aktuelle Schätzungen, die besagen, dass die Zahl der Krebsneuerkrankungen in Deutschland ansteigt, wobei die altersstandardisierte Krebssterblichkeit jedoch rückläufig ist.

Das hängt damit zusammen, dass Krebserkrankungen in früheren Stadien vermehrt entdeckt werden. Dies ist vor allem der Verdienst häufigerer Früherkennungsuntersuchungen und medizinischer Innovationen (z.B. neue Formen der Chemotherapie).

Die Früherkennung und die Krebsvorbeugung rücken dabei vermehrt die krebspräventive Ernährung (und den damit einhergehenden Lebensstil) in den Vordergrund.

Die häufigste Krebserkrankung bei Männern ist Prostatakrebs, vor allem als „typische" Alterskrankheit, bei den Frauen ist es Brustkrebs. Bei beiden Geschlechtern ist Darmkrebs die zweithäufigste Krebsart, dicht gefolgt von Lungenkrebs.

Eine dauerhafte Heilung ist stark von der Tumorart abhängig, aber laut Statistiken lebt heute mehr als die Hälfte aller Krebspatienten noch fünf Jahre nach der Diagnosestellung.

Deswegen spielt auch die Ernährung nach bzw. bei einer Krebserkrankung eine bedeutende Rolle (*GEKID vgl. www.gekid.de*).

IV. Ernährung und Krebs

4.1 Risikofaktoren und protektive Faktoren

Die folgenden Erkenntnisse basieren auf der Grundlage der Studien des „World Cancer Research Fund" (WCRF), die den Einfluss von Ernährungsfaktoren auf die Risikosenkung bzw. Risikoerhöhung einzelner Krebsarten bewerten. Dabei wird allgemein auf den Organtyp und nicht auf die speziellen Krebsarten des jeweiligen Organs eingegangen. Für zahlreiche Tumoren sind die Beziehungen zwischen Ernährung und Krebsentwicklung erst rudimentär geklärt (*DKE vgl. www.krebsgesellschaft.de*).

Die 3 Kategorien „möglich", „wahrscheinlich" und „überzeugend" werden festgelegt:

	Risikosenkung	Risikoerhöhung
Pankreaskarzinom	Gemüse, Obst, Vitamin C, Ballaststoffe	Cholesterin, Fleisch, Rauchen
Harnblasenkarzinom	Gemüse, Obst	Kaffee, Rauchen
Mammakarzinom	Gemüse, Obst, Carotinoide, Ballaststoffe	Alkohol, Fleisch, Gesamtfett, gesättigte Fettsäuren, tierische Fette (Brustkrebs durch zu viel Fett umstritten), Fettleibigkeit
Kolonkarzinom	Gemüse, Carotinoide, Stärke, Ballaststoffe	Fleisch, Eier, Gesamtfett, gesättigte Fettsäuren, tierische Fette, Zucker, Gegrilltes, Alkohol
Ovarialkarzinom	Gemüse, Obst	
Gebärmutterkrebs	Gemüse, Obst	Fettleibigkeit, gesättigte Fettsäuren
Gebärmutterhalskrebs	Gemüse, Obst, Carotinoide, Vitamin C	Rauchen
Kehlkopfkrebs	Gemüse, Obst	Alkohol, Rauchen
Leberkrebs	Gemüse	Kontamination mit Aflatoxinen, Alkohol
Lungenkrebs	Gemüse, Obst, Carotinoide, Vitamin C, Selen	Rauchen, Gesamtfett, gesättigte Fettsäuren,

		tierische Fette, Cholesterin, Alkohol
Magenkrebs	Gemüse, Obst, Kühllagerung von Lebensmitteln, Vitamin C, Carotinoide, Vollkorngetreide (Ballaststoffe), grüner Tee	Salz, Salzkonservierung, Gegrilltes, Nitrat, Alkohol, heiße Speisen
Mundhöhlen- und Rachenkrebs	Gemüse, Obst, Vitamin C	Alkohol, Rauchen
Pharynxkarzinom		Salz, Salzkonservierung, Rauchen
Nierenkrebs	Gemüse	Fettleibigkeit, Fleisch, Milch, Milchprodukte, Rauchen
Prostatakrebs	Gemüse	Fleisch, Gesamtfett, gesättigte Fettsäuren, tierische Fette, Milch, Milchprodukte
Schilddrüsenkrebs	Gemüse, Obst	Jod
Ösophaguskarzinom	Gemüse, Obst, Carotinoide, Vitamin C	Alkohol, Rauchen

(nach DKG vgl. www.krebsgesellschaft.de)

Bei allen Krebsarten spielen außerdem jegliche Arten von Oxidantien und Radikalen eine Rolle, wie sie zum Beispiel im Tabakrauch vorkommen. Die risikosenkenden Ernährungsfaktoren spiegeln dieses wieder, da viele von ihnen als Radikalenfänger fungieren (z.b. Vitamin C). Vor allem bei Lungen- und Harnblasenkrebs ist die schädigende Wirkung der Radikale ausschlaggebend: Die Lunge kommt direkt mit dem Tabakrauch in Berührung, die Harnblase kommt als Sammelorgan für ausscheidungspflichtige Giftstoffe lange Zeit mit den Radikalen in Kontakt (90% der Patienten mit Lungenkrebs sind Raucher, bei Harnblasenkrebs sind es 80%). (*Riede et al*)

Fettleibigkeit gilt vor allem beim Mammakarzinom und bei Krebs der inneren Geschlechtsorgane (z.b. Gebärmutterkrebs, Prostatakarzinom) als wichtiger Risikofaktor. Im Fettgewebe werden verschiedene Sexualhormone produziert, die das Gewebe (und auch Tumorzellen!) zum Wachstum stimulieren (*Biesalski et al*).

4.2 Primäre und sekundäre Krebsprävention:

Bei der primären Krebsprävention geht es darum, einen gesunden Menschen vor einer möglichen Krebserkrankung zu schützen. Die sekundäre Krebsprävention zielt nach einer geheilten Krebserkrankung darauf ab, dass es nicht zu einer Zweiterkrankung oder Neuerkrankung kommt. Etwaige Folgen der Krebserkrankung sollen durch richtige Ernährung ausgeglichen werden. Es gelten dabei die gleichen Ernährungsregeln wie bei der primären Prävention.

Der positive Effekt einer so genannten „Krebsdiät", durch die der Krebs durch Bevorzugung bzw. Vermeidung bestimmter Nahrungsmittel „ausgehungert" werden soll, ist bislang nicht bestätigt worden (*vgl. Biesalski et al*).

Aus der vorgestellten Tabelle unter 3.1 lassen sich Ernährungsregeln ableiten, die aus dem **Vermeiden** möglicher, wahrscheinlicher und vor allem überzeugender Risikofaktoren und der **vermehrten Zufuhr** möglicher, wahrscheinlicher und überzeugender Schutzfaktoren bestehen. Entscheidend ist hierbei die Frage nach der richtigen Dosierung.

Eine Supplementierung bei Frühstadien scheint wirksam, wenn mehrere Mikronährstoffe in Form von Multivitamin- und Spurenelementpräparaten eingenommen werden (laut Studien in NL, CH, USA) - aber die Supplementierung einzelner Antioxidantien (z.B. Carotin) kann das Krebsrisiko sogar steigern (*vgl. Biesalski et al*).

Ein mäßiger Konsum von Alkohol, gesättigten Fettsäuren und Omega-6-Fettsäuren (Linolsäure) empfiehlt sich. Die Fettzufuhr sollte auf unter 30% der Energie reduziert werden und man sollte auf Öle mit einfach ungesättigten Fettsäuren und hohem antioxidativen Gehalt zurückgreifen. Übergewicht sollte vermieden werden, genauso wie heterozyklische Amine (z.B. durch Grillen) wegen ihres hohen kanzerogenen Potentials, Nitrite (z.B. Gepökeltes, Salzkonserviertes) und zu viel Kochsalz.

Wünschenswert sind eine vermehrte Zufuhr an Vitaminen, Mineralstoffen und Spurenelementen, sowie mehr Früchte, Gemüse, calcium- und ballaststoffreiche Lebensmittel, mehr Fisch und weniger Fleisch (*vgl. Biesalski et al*).

Diese **Ernährungsempfehlungen** ähneln weitgehend denen zur Vorbeugung von Herz- und Kreislauferkrankungen. Außerdem spielt, neben den Empfehlungen zur Ernährung und des Körpergewichts, der Faktor der Bewegung eine wichtige Rolle. Als gesichert gilt, dass Bewegung und Sport vor Brustkrebs und Dickdarmkrebs schützen (*DKFZ vgl. www.krebsinformationsdienst.de*).

Dass verschimmelte Lebensmittel das Krebsrisiko beeinflussen können, ist statistisch noch nicht nachgewiesen, doch gibt es teils gefährliche Schimmelpilzvarianten, die sich vor allem in Nüssen, Gewürzen oder unverarbeitetem Getreide finden lassen. Zudem wurde die Substanz Acrylamid, die beim Frittieren von stärkehaltigen Lebensmitteln entsteht, als mögliche Gesundheitsgefahr aufgefasst, ebenso wie Süßstoffe, die in den meisten „Light"-Getränken verwendet werden (z.b. Aspartam). Aber auch diese Vermutungen ließen sich bis jetzt statistisch nicht belegen (*BFR vgl. www.bfr.bund.de*).

4.3 Ernährung des Krebspatienten

Das Ziel der Ernährung des Krebspatienten soll eine Steigerung der Lebensqualität und der körpereigenen Tumorabwehrmechanismen sein.

Es gelten die allgemeinen Empfehlungen zur Ernährung und Lebensstil, wenn der Krebspatient keine speziellen Ernährungsprobleme durch die Krebserkrankung oder durch die Therapiefolgen hat. Etwa die Hälfte aller Krebspatienten haben Ernährungsprobleme, die die Nahrungsaufnahme, die Nahrungsverwertung oder den Stoffwechsel betreffen.

Unterschieden wird zwischen Ernährungsproblemen, die direkt durch das Karzinom bedingt sind (z.b. ein einengendes Wachstum eines Ösophaguskarzinoms, das Beschwerden beim Schlucken bereitet) und solchen, die allgemeine, systemische Auswirkungen des Tumors oder der Therapie darstellen (z.B. Appetitlosigkeit). (*vgl. Biesalski et al*)

Eine gezielte, individuelle Ernährungsberatung tritt vor allem bei Patienten nach Magen-, Speiseröhren-, Mundhöhlen- und Rachenkrebs auf den Plan. Nach ambulanter Chemotherapie betrifft die Frage nach der richtigen Ernährung des Patienten auch die häuslichen Krankenpflegedienste (*GEKID vgl. www.gekid.de*).

Eine **Malnutrition** (Mangelernährung) spielt bei etwa der Hälfte aller Krebspatienten eine Rolle, besonders bei Pankreas- und Magenkarzinompatienten sind 80% bereits vor der Diagnosestellung mangelernährt (Wegfall von Verdauungsenzymen). Malnutrition steigert die Krebsmortalität erheblich (30%), denn die Folgen einer Mangelernährung sind häufig Muskelschwäche (Pneumoniegefahr), Immobilität (Thrombosegefahr), Immunschwäche, Müdigkeit (oft durch Protein-Kalorien-Mangel) und Gewichtsverlust (durch Appetitlosigkeit, unzureichende Energie- und Eiweißzufuhr, Muskelatrophie). Nach Diagnose ist häufig ein starker Gewichtsverlust (**Kachexie**) zu beobachten. Das liegt unter anderem daran, dass Karzinompatienten, je nach Größe und Lokalisation des Tumors, einen höheren Ruheenergieverbrauch haben (bei Lungenkrebs etwa 37% Zunahme des Energieumsatzes). Man bezeichnet Krebs deswegen auch als „konsumierende Erkrankung" (*vgl. Biesalski et al*).

Eine Ernährungsstrategie zur Verbesserung des Allgemeinbefindens des Krebspatienten ist die Behandlung oder Verhütung der Malnutrition, die mit bestimmten Indikatoren wie z.b. Gewichtsverlauf ermittelt wird. Dabei sollte nach Möglichkeit die orale Nahrungszufuhr (Gefühl der Selbständigkeit bzw. soziale Zuwendung durch Füttern) einer Sondenernährung vorgezogen werden. Gegebenenfalls kann eine spezielle Ernährungsberatung stattfinden (*vgl. Biesalski et al*).

Nach einer **Chemotherapie** kann die Nahrungsaufnahme des Krebspatienten stark beeinträchtig sein, sodass Essen sogar zur Qual werden kann („Ein Krebspatient kann essen/trinken, muss aber nicht!"). Chemotherapeutika sind Zellgifte, die nicht nur Krebszellen zerstören, sondern auch alle anderen Körperzellen, vor allem diejenigen, die sich schnell teilen und sich im ständigen Umbau befinden (z.b. Haare, Mundschleimhaut, Schleimhaut des Magen-Darm-Trakts). Dadurch kommen Nebenwirkungen zustande, wie Appetitlosigkeit, Leberfunktionsstörung, Übelkeit, Erbrechen, Magenschmerzen und Darmverschluss. Zudem haben manche Medikamente neurotoxische Eigenschaften und verursachen daher z.b. Motilitätsstörungen (*vgl. Biesalski et al*).

Folgende Strategien (Auswahl nach *Biesalski et al*) werden zur Ernährung von Krebspatienten während einer Chemotherapie empfohlen: Bei Schluckbeschwerden ist flüssige, hochkalorige Nahrung ratsam, bei Entzündungen des oberen Verdauungstraktes sollen keine scharfen, stark gesalzenen, säurehaltigen und heißen Speisen verabreicht werden. Durch Veränderung der Geschmacksempfindung ist zu beachten, dass die Geschmacksschwelle für bitter herabgesetzt, die Geschmacksschwelle für süß erhöht ist. Das Problem der Appetitlosigkeit lässt sich durch Vermeidung starker Essensgerüche und kleine, appetitanregende Portionen bewerkstelligen.

V. Schlussfolgerung:

Nach Darlegung wichtiger Ernährungsprinzipien in Bezug auf Krebserkrankungen, lassen sich gewisse Regeln für eine gesunde Ernährung und den damit einhergehenden Lebensstil aufstellen. Es sollte auf vitamin- und ballaststoffreiche Ernährung geachtet, fettreiche Nahrung und allgemein Übergewicht vermieden werden. Fisch sollte Fleisch vorgezogen werden. Auf Rauchen sollte man möglichst verzichten, da es ein wichtiger Risikofaktor für verschiedene Krebserkrankungen darstellt. Alkohol kann in Maßen genossen werden.

Diese Ernährungsregeln beziehen sich insbesondere auf die Primär-/Sekundärprävention, da während einer Krebserkrankung Begleitumstände wie Appetitlosigkeit eine ausgewogene Ernährung häufig limitieren.

VI Literaturangabe:

- Biesalski, H.K., Fürst, P., Kasper, H. (2004). Ernährungsmedizin (3. Auflage). Thieme Verlag, Stuttgart. S. 504-515

- Bundesinstitut für Risikobewertung BFR. Zugriff am 18. Januar 2008 unter www.bfr.bund.de

- Deutsche Krebsgesellschaft DKG (2007). Zugriff am 10. Januar 2008 unter www.krebsgesellschaft.de

- Deutsches Institut für Ernährungsforschung DIFE. Zugriff am 5. Januar 2008 unter www.dife.de

- Deutsches Krebsforschungszentrum DKFZ (2008). Zugriff am 10. Januar 2008 unter www.krebsinformationsdienst.de und unter www.dkfz.de

- Gesellschaft der epidemiologischen Krebsregister Deutschland e.V.. Zugriff am 5. Januar 2008 unter www.gekid.de

- Internationale Krebsforschungsagentur IARC. Zugriff am 5. Januar 2008 unter www.iarc.fr/epic

- Riede, U.-N., Werner, M., Schaefer, H.-E. (2004). Allgemeine und spezielle Pathologie (5., komplett überarbeitete Auflage). Thieme Verlag, Stuttgart. S. 341-345